DU MEILLEUR MOMENT

POUR SE TRAITER A VICHY

Beaucoup de médecins ignorent qu'on peut venir se traiter à Vichy toute l'année, même durant l'hiver, l'eau bue à la source représentant la partie essentielle du traitement. De rares malades, il est vrai, profitent de cette facilité ; il faut des cas graves, exceptionnels, pour qu'ils se risquent à quitter leur intérieur, à s'installer dans un hôtel vide, hanté par les rhumatismes, et à affronter l'inclémence de la saison. Mais ce qui n'a pas lieu au mois de décembre ou de janvier pourrait et devrait être fait plus fréquemment à partir de la fin d'avril, du commencement de mai, et, plus tard, durant l'automne.

Au début de chaque saison thermale, il m'arrive de recevoir des lettres de quelques-uns de mes correspondants, me demandant s'ils peuvent envoyer leurs malades. Ce sont généralement des dames qui viennent d'avoir des coliques hépatiques, à répétitions, et dont l'existence a été littéralement empoisonnée, pendant plusieurs mois, par une série presque ininterrompue de crises. En pareil cas, je m'empresse de répondre qu'il faut se hâter, s'il n'existe pas d'état aigu, qu'il n'y a eu que trop de temps de perdu, et que bien des souffrances auraient été évitées à la patiente si elle s'était déplacée plus tôt, au mois de septembre ou octobre, par exemple.

Il faut plaindre et non imiter les Parisiens, ou les habitants des grandes villes, qui sont retenus par leurs affaires, ceux qui n'ont pas de maison de campagne et ne disposent que d'un congé restreint, choisissent de préférence, pour se traiter, l'époque ou l'air municipal est plus chargé de principes délétères, où la chaleur est devenue accablante, où l'eau potable est non seulement distribuée avec parcimonie, mais contient encore les germes les plus dangereux.

Les fils de Lutèce, en particulier, qui vivent trop tôt et trop vite et épuisent rapidement passions et plaisirs, les habitants de cette paradisiaque et infernale cité, transformée en fournaise poussiéreuse, ne sauraient préférer impunément, comme Mme de Staël dans son exil, le ruisseau de la rue du Bac aux plaines ou aux montagnes virgiliennes. On ne saurait les blâmer de choisir cette période néfaste pour fuir, pour s'évader, en laissant au bureau, à la Bourse, le souci des affaires et de la tâche quotidienne. Partout ailleurs, ils seront mieux favorisés, dans de meilleures conditions hygiéniques que sur le dépotoir parisien, qu'auprès de la Seine meurtrière, infectée par le *tout à l'égoût*.

Mais les mêmes raisons restrictives n'existent pas pour la plupart des provinciaux, des ruraux raisonnables, qui ne sont pas affamés de plaisirs et songent à leur santé plutôt qu'aux distractions ; pour ceux qui possèdent une habitation vaste, aérée, où ils peuvent avoir leurs coudées franches, vivre en négligé, sans souci de l'étiquette, enfin, pour tous les heureux de ce monde, ou considérés comme tels, qui peuvent librement choisir leur heure et leur jour.

La contrainte de la vie en commun leur sera certainement pénible, du 15 juin au 15 août, lorsque l'affluence est énorme, lorsqu'il faut faire la queue partout, aux sources, aux établissements de bains et d'hydrothérapie, lorsque les hôtels regorgent et que les eaux minérales sont elles-mêmes moins efficaces.

C'est le moment de la houle, de l'étalage, de la mise en scène. Les voyageurs ne représentent plus qu'un numéro d'ordre, celui de leur chambre. L'hôtelier et son personnel n'ont pas le temps de s'occuper d'eux, de tenir compte de leurs préférences, de les gâter. Les attentions, les petites délicatesses, ne sont possibles qu'avant et après cette période d'encombrement et de coup de feu.

On se plaint de la chaleur excessive qu'il fait à Vichy; j'ai souvent entendu maugréer contre sa température sénégalienne, à fondre des cailloux et des cœurs d'huissiers. C'est injuste; l'été n'est pas plus brûlant à Vichy qu'ailleurs. Les ombrages abondent; toutes les voies sont plantées d'arbres; les deux parcs et la rivière donnent une fraîcheur salutaire, et les mains ne s'y gantent pas plus vite de hâle qu'ailleurs.

Mais si le thermomètre n'accomplit pas, sur les bords de l'Allier, les prouesses qu'on lui attribue, comment expliquer ce concert de malédictions?

Par l'affluence, uniquement, qui est trop grande durant la période estivale proprement dite. Oui, parfois on se croirait au Hammam, dans certaines salles à manger, mal ventilées, où plus de cent personnes s'accumulent deux fois par jour. Le cube d'air respirable, nécessaire à chacun, devient vite insuffisant, malgré les éventails qui s'agitent avec frénésie.

Pour éviter la fusion (celle-là n'est rêvée par aucun parti), que nos compatriotes imitent les étrangers, qui se donnent rendez-vous dans nos thermes dès que les rosiers, qui sont si beaux chez nous, ont cessé de bouder, et avant que les grands arbres aient à regretter leur couronne tombée.

Depuis quelques années surtout, il y a comme un mot d'ordre général pour être prêt plus tôt que jadis, pour que les malades n'assistent pas à la toilette de la ville, pour qu'ils ne se heurtent pas à des amoncellements de platras, à des réparations non terminées, et n'aient pas à respirer l'odeur des peintures fraîches.

On fait tout pour aller à eux, il faudra bien qu'ils viennent à nous.

On ne saurait trop préconiser ces cures du début et de la fin de la saison ; les malades paisibles, qui préfèrent le calme et le bien-être à la bruyante agitation des foules, ne sauraient choisir un moment plus propice.

Dans cette période, on trouve plus de facilités pour les bains et les douches ; le service est mieux fait dans les hôtels, où règne nécessairement moins d'encombrement ; on peut y choisir des chambres vastes et bien exposées ; la cuisine est faite avec plus de conviction et d'ingrédients naturels que plus tard, alors que, par suite du surmenage et de la canicule, un vent démoralisateur souffle sur les casseroles thermales ; la vie est plus régulière et le traitement n'en donne que de meilleurs résultats.

Un journaliste, après avoir comparé nos promenades à la foire au pain d'épice, à cause des faces jaunes qu'on y rencontre, a ridiculisé de son mieux l'arrière-garde des baigneurs. Elle constitue à ses yeux la parodie du high-life... à prix réduit. Il a des dédains de grand seigneur pour les accoutrements baroques des dames qui arrivent, lorsque le casino a fait entendre la polka du cygne.

Ces critiques, seraient-elles fondées, ne doivent pas arrêter les vrais malades, ceux qui veulent guérir avant tout, sans souci des écrivains qui tiennent une plume et qui, parfois, mériteraient d'en porter.

La vérité vraie, c'est que la dégringolade commence toujours trop tôt. Dès que les journées deviennent plus courtes et les matinées un peu fraîches, on se hâte de boucler les malles, comme si les après-midi n'étaient pas superbes, comme si le soleil était tout à coup devenu anémique.

Il est incontesté que l'arrière-saison comporte des charmes particuliers. C'est l'époque des longues pérégrinations ; on n'a plus à redouter la poussière des routes et les ardeurs du soleil. Le ciel n'est plus chargé de colères et d'éclairs ; en paix avec la terre, il semble convier les cœurs à la quiétude. C'est l'époque par excellence de la sérénité végétale ; la poésie alanguissante des champs et des bois est plus pénétrante ; la gamme des bleus reposants répandus à l'horizon possède un charme plus caressant ; on s'emplit avec délices les yeux de cette symphonie de couleurs, de cette grâce ensorcelante du déclin qui a l'attrait des fêtes qui vont finir.

Quant au charme du mois de mai, il a été assez célébré en prose et en vers pour que je n'aie pas à insister sur les attraits de la promenade matinale, aux frissons salubres du plein air, lorsque tous les êtres animés éclatent en chansons. C'est comme une joie de renaissance qui déborde. C'est une fête délicieuse que ne connaissent pas les attardés du lit.

D'ailleurs, mai et septembre, comme je l'ai déjà dit, nous ramènent de nombreuses familles anglaises, ce qui est un enseignement, car, sur le terrain du confortable, on peut suivre nos voisins en toute assurance : ils ont inventé le mot, ils ont inventé la chose.

C'est parce qu'ils ont le souci de leur bien-être, parce qu'ils désirent accumuler les chances de réussite pour leur traitement et ajourner la déchéance fatale, qu'ils arrivent prudemment au moment où tout est propre, remis à neuf, râtissé avec soin, où l'atmosphère n'est pas encore viciée par les voisinages importuns.

On vit alors comme on veut ; on s'isole au gré de son humeur, ou bien on se mêle aux promeneurs si l'on n'est pas porté à la mélancolie.

C'est bien plus famille, plus bon enfant, plus entre soi que les mois suivants ; on craint moins de fraterniser, de se lier, parce qu'on se connaît plus vite, qu'on se sent une élite. Les anciennes lois somptuaires sont remplacées, d'un commun accord, par la devise : hygiène et simplicité.

On peut consacrer plus de temps à la promenade, aux exercices, et dormir profondément, chaque nuit, sans être réveillé par les retardataires, les noctambules et les joueurs malchanceux qui font partager leur mauvaise humeur à tout l'hôtel.

On n'est pas encore débordé et incommodé par les emphatiques enfants des bords de la Garonne, par les êtres loquaces, de toute provenance, qui, sans provocation aucune, infligent à leur prochain les joies et les douleurs de leur présent, de leur passé et même de leur avenir.

On n'a pas à se garer de la joie bruyante de ceux qui s'amusent en ennuyant les autres; le monde bi-sexuel des fausses élégances n'est pas encore en villégiature.

Les cerveaux surmenés, saturés de leurs sensations habituelles, qui ont besoin de détente, peuvent se mettre au cran du repos, se plonger dans une sorte de bain sédatif, à température uniforme, prendre de véritables vacances.

Les mondaines et les mondains, lassés de la parade perpétuelle, de tout ce qu'il y a d'écœurant dans l'élégance moderne (on se fatigue même du sybaritisme, de la somptuosité de son chez soi, de la recherche de son train d'existence), peuvent enfin vivre d'une vie normale, sans être toujours en l'air, sans abuser des sports, considérés comme de bon ton.

Le train-train pot-au-feu du mois de mai leur sera plus salutaire que l'affolement tapageur, qui fatigue tant les nerfs, s'il les occupe.

Tout cela est fort beau en paroles, me dira-t-on, mais les distractions font défaut; le Casino n'ouvre que le 15 mai, les concerts n'ont pas encore lieu, etc... Il y a de quoi mourir d'ennui, pour peu que la pluie s'en mêle et qu'il y ait de l'humidité.

Le ciel peut certainement se montrer de mauvaise humeur, cela se voit même au mois de juillet; mais les giboulées du printemps sont généralement de courte durée, et le soleil, après s'être dissimulé, ne tarde pas à faire risette.

Du reste, pour parer à ces déconvenues atmosphériques, les halls et les galeries couvertes, les promenoirs à l'abri des courants d'air, seront multipliés lors de la réalisation des projets d'embellissements qui ne tarderont pas à être exécutés.

Quant aux distractions mondaines, elles ne sont pas nécessaires à cette première série de visiteurs cosmopolites, errants de la haute vie, convalescents débilités, qui ne se déterminent à l'exode que par nécessité et non par caprice.

Les premiers se sont assez abêtis dans les corvées de fade apparat; ils en ont assez des magnificences artificielles et veulent enfin jouir des beautés naturelles.

Quant aux malades encore endoloris, qui ont été cloués pendant des semaines sur leur lit, qui ont longtemps gardé la chambre, ils veulent respirer de l'oxygène, au grand air, sous le ciel en fête, au lieu d'aller s'enfermer dans une salle de spectacle, dans un cercle enfumé. Ils ne songent qu'à chasser les nuages de la ville, qu'à errer dans le nouveau parc, qu'à se ressaisir, grâce à nos sources et à la mollesse réparatrice de notre climat.

Il en est de même des Parisiennes ultra-nerveuses, qui ont épuisé caprices et distractions, toutes les enveloppantes bruyances qui étourdissent et détraquent les plus solides.

Le tohu-bohu pourrait les éloigner.

Celles qui sont restées raisonnables et pondérées tiennent à renoncer à l'existence de serre, où souffreteuses comme des plantes rares, elles s'étiolaient dans l'immobilité des siestes et des poses alanguies, dans l'étouffement des calorifères, derrière l'opacité des stores et des routinières conventions, à la merci de l'odieux espionnage de la valetaille envieuse.

Leur vitalité contenue se morfondait dans ce cadre coutumier, oppressif; il faut que désormais la brise les rafraîchisse, que la forêt leur verse l'ombre, que le soleil leur dispense sa chaleur, que l'air, la lumière, l'espace, les dilatent, les enivrent, que leur âme s'exalte aux majestés changeantes de l'horizon, en pleine indépendance, avec le charme des initiatives originales.

Voilà comment doit être employée une cure complète de vitalité, de résurrection. Je comprendrais, à la rigueur, que les personnes qui accompagnent les malades, n'étant pas absorbées par les détails du traitement, surtout si elles sont jeunes, trouvent les journées un peu longues et sans variété. Pour elles, je le reconnais, le temps est loin d'avoir des ailes et pourrait être égayé par quelques flonflons, par n'importe quoi de vibrant et de joyeux. Mais leur exil est de courte durée et les dédommagements du retour n'en seront que mieux appréciés. Après avoir souri de nos fanfares locales, elles n'en toléreront que mieux les compositions algébriques, nébuleuses et entortillées qu'on leur servira sous le nom de musique savante.

Qu'elles se contentent provisoirement du chant du rossignol, qui est peut-être inférieur à Wagner, mais qui a aussi son charme.

Leurs loisirs leur permettront en outre de faire de la littérature épistolaire, de marcher sur les traces de Mme de Sévigné, qui a daté de Vichy quelques-unes de ses plus jolies missives. Justement elles avaient négligé leur correspondance ; l'occasion est superbe pour se livrer au jet de la plume à de spirituelles causeries, à de larges épanchements d'âme, à des observations savoureuses et vivement colorées sur ce qui les entoure.

Après avoir exécuté des variations poétiques sur les charmes du renouveau, sur la fraîcheur de la campagne rajeunie, leur esprit mordant pourra même se donner le

facile plaisir de cingler de sarcasmes le personnel poly-
glotte de l'hôtel, la politesse obséquieuse de la caissière;
faire revivre les grimaces des dames, l'arrogance de
celle-ci, la beauté piquante de celle-là, la laideur de tant
d'autres; ridiculiser les prétentions des parvenus, la rai-
deur des douairières à moustaches, etc., etc.

Les sujets d'observations sont aussi nombreux que
variés, puisque le Casino offre en petit l'image parfaite
de la société, avec ses vanités et ses petitesses.

Après tout, les administrateurs qui président aux des-
tinées de notre cité thermale ne demanderaient pas
mieux que de donner plus tôt le signal des réjouissances
et d'ouvrir de bonne heure les portes de tous les établissements où l'on s'amuse; mais il faudrait qu'ils eussent
intérêt à le faire. C'est une question d'affluence et de
courant, voilà tout.

Que les médecins se décident à nous adresser plus
tôt les malades qui ont vraiment besoin de se transfor-
mer à la source de la Grande Grille, et on fera le
nécessaire pour bien les recevoir. Les naïades de nos
sources, elles, ne ferment jamais leurs bienfaisantes
buvettes; il y a plus à gagner dans leur fréquentation
que dans celle des aimables personnes qui cherchent à
endimancher l'exil de leur prochain.

D'une façon générale, je ne crains pas de le dire,
dans nombre de villes d'eaux, on s'agite et on s'amuse
trop, on joue trop surtout. Ce n'est pas pour cela qu'on
devrait s'y rendre. L'insuccès de certaines cures relève
uniquement de l'inconduite et des écarts de ceux qui
les ont entreprises; ces messieurs s'occupent outre
mesure de la dame de cœur et de la dame de pique; ils
utilisent leur exportation d'une façon déplorable, malgré
nos conseils réitérés. Tant pis pour eux!

J'ajouterai, pour les personnes timorées, que Vichy est assez étendu pour qu'on puisse y vivre, lorsqu'on le désire, comme dans une thébaïde, en dehors de tous les entraînements.

De nombreuses villas, discrètement cachées sous les platanes, des hôtels retirés, loin du centre, permettent aux misanthropes ou aux sages, revenus des vanités de ce monde, de vivre à l'écart, comme s'ils étaient à la campagne.

C'est grâce à l'expansion toujours plus vaste de notre belle cité, que près de soixante mille personnes peuvent passer à Vichy, chaque été, et s'y caser facilement à tous les prix. Evidemment, de semblables avantages ne sauraient exister dans les petites stations, où l'on est obligé de tourner constamment dans le même cercle et de croiser vingt fois par jour les mêmes caricatures, les mêmes difformités, antipathiques ou non. C'est un supplice que Dante a oublié de décrire dans son *Enfer*.

*
* *

Je tiens à profiter de cette notice pour chercher à dissiper quelques préjugés, surtout celui exploité par des villes d'eaux rivales, qui ne sont que le ruolz de Vichy, et qui prétendent que nos eaux sont affaiblissantes. Cette bêtise continue à être colportée, et des malades nous arrivent encore remplis de crainte et d'appréhensions, comme si on allait leur servir un breuvage sorti de l'officine des Borgia. La réfutation de la fameuse cachexie alcaline a été faite cent fois ; je n'y reviendrai pas. Nos sources sont certainement très actives ; c'est là leur principal mérite, et il s'agit de ne pas en abuser, comme des meilleures choses. En s'en rapportant à une direction médicale expérimentée, il n'y a rien à craindre. Comment des eaux qui excitent l'appétit, favorisent la digestion et l'assimilation, pourraient-elles amener et entraîner de l'aglobulie ? Le contraire a été prouvé, de la façon la plus formelle, ce qui n'a rien d'étonnant, lorsqu'on songe à la complexité de la cure, où tant d'éléments reconstituants sont utilisés, lorsqu'on sait que plusieurs fontaines (Mesdames, Hauterive et Lardy), tout en étant bicarbonatées sodiques comme les autres, contiennent en plus de fortes proportions de fer et d'arsenic.

J'ai provoqué une discussion à ce sujet à la Société de thérapeutique, dans la séance du 9 avril 1890, et voici les opinions si nettes, si encourageantes, émises par les plus éminents de mes collègues. Cet extrait du procès-verbal est fort instructif :

M. Labbé, médecin des hôpitaux : « — Nous sommes loin, heureusement, de cette période de terreur, que Trousseau, qui a fait tant de bonnes choses, a inspirée à sa génération. Non seulement les alcalins n'engendrent pas la fameuse cachexie, qui a tant été redoutée, mais le contraire a plutôt été démontré : — M. Personne s'est administré jusqu'à trente grammes de bicarbonate de soude par jour, pendant un mois, sans en ressentir que du bien-être ; son estomac fonctionnait mieux et son sang n'était nullement appauvri.

J'ai guéri des vomissements incoercibles, avec pyrosis intolérable, en donnant largement le même sel. J'en ai prescrit jusqu'à huit et dix grammes dans la journée, même dans les cas où il existait une tendance manifeste à l'anémie, non seulement sans en constater d'inconvénients, mais avec une amélioration notable des phéno-

mènes digestifs et consécutivement de la richesse globu-
laire du sang.

Il s'agit de garder en tout une juste mesure et l'on ne
peut attribuer à la médication alcaline, pour la dépré-
cier, les conséquences des abus commis par des malades
qui se traitent eux-mêmes et boivent avec excès à la
source qui leur serait salutaire, à dose raisonnable. »

M. Moutard-Martin, président de l'Académie de
médecine : « — Il est incontestable que la terreur inspirée par les affirmations de Trousseau est une chose
déplorable, et il est grand temps de renoncer à cette
idée fausse. Elle est si peu justifiée que, dans un grand
nombre de cas, si le bicarbonate de soude ne réussit pas,
c'est qu'on n'en donne pas assez. Je le prescris à assez
forte dose, dans de l'eau, après les repas, dans la plupart des dyspepsies gastralgiques qui entraînent du dépé-
rissement, et j'ai toujours constaté, non seulement
qu'il n'en résultait aucune altération notable du sang,
mais qu'au contraire ce dernier se reconstituait ulté-
rieurement dans d'excellentes conditions physiologi-
ques. »

M. Huchard, médecin des hôpitaux : — « Je crois
devoir également protester contre l'*alcalinophobie*. Il est
bon que la Société de thérapeutique prenne position et
se prononce énergiquement contre ce préjugé. Il est
pénible pour nous d'entendre les malades nous dire que
nous allons les affaiblir, lorsque nous leur prescrivons
les alcalins sous n'importe quelle forme.

Sans invoquer les recherches de M. de Lalaubie et
autres observateurs, en m'en rapportant à ma propre
expérience, qui ne peut pas être suspectée de partialité, je
n'ai jamais redouté la cure alcaline, même dans l'ané-

mie et la chlorose. Les eaux alcalines sont plutôt exci-
tantes que débilitantes. »

Au mois de janvier 1893, MM. Dujardin-Beaumetz,
Labbé, Huchard, ont émis des opinions analogues.
M. Huchard en particulier donne couramment 20 à 30
grammes de bicarbonate de soude dans la maladie dite
de Reichman, avec hyperchlorydrie, de façon à neutra-
liser d'un seul coup l'extrême acidité des sucs digestifs :
« Non seulement, dit-il, cette pratique n'entraîne aucun
inconvénient et n'affaiblit pas les malades, mais ils sont
améliorés et soulagés, sinon guéris, au bout de quelques
jours. »

*
* *

Une autre erreur est celle qui consiste à croire que
les sept péchés capitaux se donnent rendez-vous, chaque
été, dans l'avenue des Célestins ou dans les cercles et,
qu'on ne cesse d'y rééditer les folies de l'antique carna-
val de Venise. Il y a des gens qui se figurent très
sincèrement que des établissements de l'Etat n'ont été
créés que pour baigner les rendez-vous ; qu'on n'y
rencontre que des aventuriers, des joueurs ruinés qui
veulent corriger le hasard, des femmes stériles et fatiguées
de l'être.

Certes, on y trouve des demoiselles de tous draps, aux
oreillers amuseurs et hospitaliers, qui ne s'occupent que
de se faire aimer des étrangers, pour mieux faire aimer
la station. C'est fréquemment fête carillonnée et les
distractions abondent ; mais le traitement domine tout et
je sais, par une expérience de vingt ans, avec quel soin
méticuleux il est suivi par le plus grand nombre de nos
hôtes. On se déplace beaucoup plus pour se refaire, dans

le bon sens du mot, que pour exhiber des falbalas tapageurs et acheter des bibelots avariés. Ce n'est pas pour le plaisir de se montrer que tant de volumineuses femmes promènent leur cent vingt kilos partout où on leur promet l'amaigrissement.

Oui, il est possible que quelques filles d'Eve, celles qui font de l'amour leur gagne-pain, comme celles pour qui il n'est qu'un passe-temps, se mettent en route avec un frisson de sensualité et des espérances peu avouables; on prétend que le train des maris arrive souvent trop tard ; mais, enfin, de là à l'orgie balnéaire, telle que se la figurent certaines imaginations en délire, il y a loin.

Du reste, Vichy s'est beaucoup démocratisé ; quiconque en a besoin peut y venir; c'est la station la meilleure marché de France, et il y a des hôtels pour toutes les bourses (à partir de 7 francs par jour, chambre et repas, on est fort bien). Des malades d'une situation fort modeste ne craignent plus de venir s'y traiter, car ils savent que l'usage de l'eau minérale est gratuit, qu'ils n'auront pas d'abonnement à payer aux sources et ne dépenseront que ce qu'ils voudront, selon leurs moyens, surtout aux mois de mai et de septembre, époque où les hôteliers sont beaucoup plus coulants.

Voilà ce qu'il faut qu'on sache, afin de ne pas priver les intéressés du bénéfice de nos richesses hydriatiques.

*
* *

Ce sont ces petites bourses qu'il faut garantir des renseignements intéressés des *pisteurs*, qui sont payés pour les détourner de leur direction, pour les empêcher de descendre là où on leur a conseillé d'aller, ou de consulter le médecin pour lequel ils ont une lettre de recommandation.

C'est grande pitié de voir tant de braves gens, naïfs et inexpérimentés, s'en rapporter au premier larbin venu, à la première personne inconnue qui les accoste, au lieu de suivre les recommandations de leur guide habituel, dont ils connaissent le dévouement et la prudence.

En dehors des propriétaires de maisons éloignées et des hôtels secondaires, il n'y a, heureusement, que quelques médecins qui usent de ce procédé et paient des individus sans aveu, capables de tout, pour faire le boniment aux gogos et les induire en erreur. — Prévenez-les donc d'être moins confiants et vous leur aurez rendu un signalé service.

*
* *

Engagez-les en outre à prendre les trains de nuit, de préférence, pour éviter la poussière des voies ferrées, dont le sol est très friable, surtout entre Paris et Vichy.

Pendant l'été, lorsque le thermomètre atteint des hauteurs déraisonnables, il ne faut jamais voyager de jour, *si l'on peut faire autrement.* Les malades qui ne tiennent pas compte de cette recommandation nous arrivent hâlés et haletants, poudreux, désolés, ayant la pépie, les yeux irrités, avec la migraine ou un torticolis, car on en vient à regarder toujours par la même portière, et la tension excessive des muscles de la nuque ou d'un côté du cou est presque toujours chèrement payée. Je parle bien entendu des longs trajets, quoique en somme, lorsqu'il fait une température excessive, le séjour en chemin de fer, ne serait-il que d'une heure ou deux, est toujours pénible. — On a beau tirer les stores, les

fragments de charbon, les détritus soulevés par la tré-
pidation du train, trouvent moyen de pénétrer quand
même dans le compartiment et de piquer la gorge et les
narines des voyageurs.

Si les malades partent accompagnés de leurs rejetons,
à plus forte raison devront-ils voyager durant les
ténèbres : Lorsque les enfants peuvent contempler le
paysage et voir fuir les arbres à l'horizon, ils ont une
tendance invincible à se pencher au dehors, ou à se lais-
ser captiver par le spectacle extérieur. — Il en résulte une
surexcitation cérébrale, un agacement, qu'il faut leur éviter, ce qui est d'autant plus prudent qu'ils dorment parfaitement bien, dès que le soleil est allé lui-même faire
dodo, et ils arrivent, peu ou point fatigués, sans s'être
énervés et sans avoir lassé la patience de leurs parents.

Ce serait mal débuter que d'arriver avec de fâcheuses
dispositions d'esprit ou de corps, capables d'avoir une
influence nuisible sur les premiers jours de la cure.

*
* *

Quant à la durée de cette cure, on ne peut pas la déter-
miner d'avance. C'est ce qui ressort des trois proposi-
tions suivantes, qui ont été adoptées par le Congrès
d'hydrologie, en 1889 :

« 1° Le chiffre de 21 jours, généralement assigné à la
durée de toute cure thermale, ne repose sur aucun fon-
dement sérieux et contribue fréquemment à en compro-
mettre le résultat.

2° Cette durée est essentiellement variable suivant
la maladie, les malades, la nature et le mode d'admi-
nistration des différentes eaux minérales.

3° Les médecins exerçant près des stations thermales

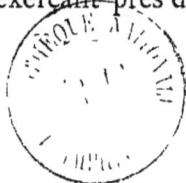

possèdent, mieux que personne, les éléments nécessaires pour la fixer, dans chaque cas particulier, de la manière la plus profitable aux malades. »

En ce qui concerne Vichy, il faut compter sur une moyenne de vingt à vingt-cinq jours de traitement.

*
* *

Je ne terminerai pas sans répéter, au nom du patriotisme, que les ressources hydriatiques de la France sont généralement supérieures à celles de l'étranger. — Puisqu'on cherche à nous isoler, à nous annihiler, nous serions bien naïfs de porter notre or chez nos voisins ou nos ennemis.

Le règne de la chevalerie est passé; on peut le regretter, mais il a fait place à celui de l'intérêt froid et sec.

Il n'est pas inutile de le rappeler aux médecins qui recommençaient à envoyer leurs malades aux eaux d'Allemagne et à nos concitoyens, qui ne renonçaient pas à s'y rendre. — La question des passeports a un peu ralenti le mouvement; mais, de peur d'une reprise, je répèterai, après tout les excursionnistes, que les villes d'eaux allemandes sont de plus en plus livrées aux bottes conquérantes des officiers prussiens. Le militarisme à outrance a ses mauvais côtés, et le fracas des sabres fait taire les grelots de la folie.

Le séjour de Bade ou de Hombourg, ces deux centres de villégiature, jadis si pleins de vie et de gaieté française, est en particulier devenu pénible aux anciennes générations et odieux aux nouvelles.

Les monuments symboliques, les inscriptions patriotiques et certains bustes, partout semés à profusion, « raviveut des douleurs aiguës et rouvrent des blessures qui saignent au moindre froissement. — Si peu chauvin qu'on soit, et l'homme du monde l'est rarement, il suffit d'être patriote, au sens noble du mot, pour éprouver en ces endroits, où joies et malheurs parlent en même temps à nos souvenirs, une sorte de gêne, de malaise, qui finit à la longue par peser comme un cauchemar. »

Après une pareille constatation, et surtout lorsque le parallèle est tout à l'avantage des sources françaises, nous ne devrions plus avoir à maugréer contre l'indifférence routinière, qui poussait autrefois les favoris de la fortune vers les bords du Rhin et laissait les établissements français dans un état d'infériorité relative.

Espérons que les grands consultants ne laisseront plus aller leurs clients vers ces stations, qui doivent être d'autant plus délaissées que nous avons des eaux équivalentes dans notre pays. — Je pourrais citer nombre de cités thermales qui ne redoutent pas la comparaison. En dehors de leurs incomparables richesses hydriatiques, elles ne laissent rien à désirer, même aux raffinés de la civilisation moderne, qu'un entraînement irréfléchi fait courir après le plaisir, quand la raison commande de chercher la santé !

MEMORANDUM

VICHY

Depuis l'année 1872, Vichy est vraiment, chaque été, le rendez-vous des cinq parties du monde, ce dont on se rend facilement compte en consultant la liste des étrangers venus à ses sources.

La réputation de Vichy est trop grande, trop universellement répandue pour qu'il soit nécessaire d'y insister. La célèbre station a conquis de haute lutte un titre qui se passe de commentaires : on l'a appelée la *Reine des eaux*. En effet, elle n'a pas de rivale en France. Même durant l'hiver, les nombreuses expéditions de la *Compagnie fermière*, le personnel considérable qu'elle emploie à ses différents services, y entretiennent beaucoup d'activité.

Plusieurs centaines d'ouvriers sont occupés, toute l'année, à l'extraction des sels, à la fabrication des pastilles et des sucres d'orge, qui s'expédient par milliers de kilogrammes, et surtout à la mise en bouteilles et à l'expédition des eaux de toutes les sources, qui, de la gare d'emballage de la *Compagnie fermière*, partent pour tous les points du globe en quantités considérables.

Le Casino peut être considéré avec raison comme l'un des édifices les plus élégants qui aient été construits en ce genre. Aussi l'affluence y est considérable durant la saison thermale. Les spectacles y sont renouvelés chaque soir, et son orchestre a conquis les suffrages de tous les amateurs de bonne musique.

Des parcs ravissants, d'intéressantes promenades, des distractions de toutes sortes, viennent ajouter leurs attraits à ceux qui précèdent.

L'établissement thermal est ménagé avec les perfectionnements les plus nouveaux. Il est pourvu de tous les appareils hydrothérapiques que la thérapeutique thermale peut avoir à employer.

L'ensemble de l'établissement thermal comprend deux bâtiments principaux et les bains de l'hôpital.

Le premier de ces établissements, affecté *aux bains de première classe*, se compose de cent baignoires, sans compter les cabines pour les douches de toutes espèces. Une vaste galerie-promenoir le traverse du nord au sud et donne accès dans les galeries de bains.

Le deuxième établissement thermal, affecté *aux bains de deuxième et troisième classe*, entièrement séparés entre eux, contient cent quatre-vingts baignoires de deuxième classe et vingt-quatre de troisième, sans compter les cabinets pour douches.

Les sources de l'établissement thermal, propriété de l'Etat, exploitées par la Compagnie fermière, sont :

1º La Grande Grille ; 2º le puits Chomel; 3º l'Hôpital ; 4º la source Lucas ; 5º la vieille source des Célestins ; 6º la source de la grotte des Célestins; 7º la nouvelle source des Célestins ; 8º le Parc ; 9º Mesdames ; 10º Hauterive, à quelques kilomètres.

Tout baigneur arrivant à Vichy fera bien de se faire inscrire à l'établissement thermal, de manière à pouvoir choisir l'heure de sa série et sa cabine de bain.

SOURCES DE VICHY

Un mot sur chacune de ces sources célèbres, qui jouissent depuis des siècles d'une vogue que leur efficacité incontestable et incontestée suffit pour expliquer.

LA GRANDE GRILLE. — De toutes les sources de Vichy, c'est la plus importante, la plus connue, la plus utile, la plus fréquentée.

Son nom lui vient d'une grande grille en fer qui, autrefois, la protégeait, et que les travaux modernes ont fait disparaître. Elle est située dans le grand établissement thermal, à l'extrémité de la galerie des sources.

De toutes les sources de Vichy, celle de la *Grande Grille* est celle qui répond le mieux, dans l'esprit, à l'idée qu'on se fait d'une source thermale jaillissante.

Au centre d'un bassin circulaire, l'eau bondit et bouillonne. Ce phénomène de l'ébullition est dû à la pression souterraine et à la grande quantité de gaz carbonique dont la source est saturée.

La *Grande Grille* contient 4 grammes 88 de bicarbonate de soude par litre. Elle est, par conséquent, très active. Elle ne communique à l'estomac aucune sensation trop vive, et la grande majorité des malades la prend sans peine et la digère sans effort.

Elle est, avant tout, indiquée dans les affections du foie, dans les engorgements des viscères abdominaux et surtout contre les coliques hépatiques, qui accompagnent la lithiase biliaire. La *Grande Grille* réussit exceptionnellement contre ces terribles souffrances. Des malades, qui avaient des crises presque quotidiennes, partent absolument guéris après une cure de trois semaines.

Les moins favorisés, c'est-à-dire ceux qui continuent à s'exposer aux influences, cause première de leur affection, restent indemnes pendant des mois et des années. Ils parviennent à se maintenir et à concilier les exigences de leur santé et de leur profession, en buvant de l'eau transportée et en renouvelant la cure alcaline le plus souvent possible.

SOURCE DE L'HOPITAL. — Cette source jaillit dans un vaste bassin avec un débit considérable, ce qui permet d'assurer, non seulement la consommation locale et extérieure, mais aussi le service des bains et des douches.

L'eau de l'Hôpital offre beaucoup d'analogie avec la *Grande Grille*, mais elle est moins excitante et convient aux malades délicats, nerveux, n'ayant besoin que d'être légèrement stimulés. Cette source est indiquée dans les affections des voies digestives, pesanteurs d'estomac, digestions difficiles, inappétence, en un mot dans la plupart des dyspepsies gastro-intestinales.

PUITS CHOMEL. — Cette source est la plus chaude des eaux de Vichy; elle fut découverte en 1775.

Sa buvette est surtout fréquentée par les personnes d'une certaine susceptibilité des organes respiratoires; par celles qui, atteintes d'une indisposition passagère de la gorge ou des bronches, ne veulent pas interrompre leur traitement.

On l'utilise aussi en pulvérisation et en gargarismes.

SOURCE LUCAS. — Cette source est moins fréquentée que la *Grande Grille* et l'*Hôpital*, et cependant sa température intermédiaire devrait la rendre précieuse dans tous les cas où l'eau chaude et l'eau froide sont mal supportées, lorsqu'on ne veut agir qu'avec ménagement.

Elle est employée, non seulement en boisson, mais aussi en applications et en lavages contre beaucoup d'affections de la peau.

SOURCES DES CÉLESTINS. — Les sources des Célestins doivent leur nom à un couvent de Célestins qui existait jadis dans l'endroit où elles jaillissent.

Elles sont au nombre de trois, savoir :

La vieille source, dont le rendement est assez variable.

La source de la Grotte, et, enfin, *la nouvelle source,* dont l'eau est très fraîche et très pétillante ; elle est très agréable à boire sur place, aussi bien qu'au loin. Le débit de ces deux sources est considérable et dépasse de beaucoup tous les besoins.

L'eau des Célestins est une de celles qui peuvent être ordonnées à distance avec le plus d'avantages.

Ces sources sont indiquées dans la gravelle urique et les coliques néphrétiques qui l'accompagnent, dans la goutte, le diabète et dans les premières périodes des affections chroniques des voies urinaires.

Une rotonde rustique, des salons de repos, avec billard, des parterres, des allées plantées de beaux arbres, en font un endroit délicieux qui est fort fréquenté.

SOURCE DU PARC. — Cette source est située sous les ombrages du vieux parc, au centre du beau Vichy ; elle est moins froide et moins active que celle des *Célestins,* et se digère bien, malgré son petit goût soufré.

Elle convient parfaitement au début du traitement alcalin et remplace avantageusement l'*Hôpital,* chaque fois qu'il s'agit de combattre des troubles gastriques de peu d'importance, de stimuler les fonctions rénales ou vésicales d'une façon modérée.

SOURCES MESDAMES. — Cette source, qui jaillit à deux kilomètres de Vichy, près de l'allée Mesdames, en contre-bas de la route de Cusset, est amenée à l'établissement par une canalisation.

Bue à son émergence, l'eau est très fraîche et très gazeuse ; elle s'échauffe un peu dans son trajet, mais ses propriétés n'en restent pas moins intactes.

L'association du bicarbonate de soude au fer et à l'arsenic, contenus dans l'eau de cette source, la rend précieuse aux tempéraments débilités, qui ont besoin d'une médication fortifiante, non susceptible de fatiguer l'estomac. Elle rend la santé aux femmes anémiées, lymphatiques, ou sujettes à des pertes immodérées qui les minent lentement, aux jeunes filles chlorotiques et à toutes les personnes débilitées, qui ont besoin de refaire des globules rouges et d'accroître la richesse de leur sang.

Diverses médications accessoires aident à atteindre ce résultat, ce qui prouve bien que le traitement de Vichy n'affaiblit pas, comme le répètent encore les stations rivales, malgré les affirmations très nettes de MM. Moutard-Martin, Labbé, Huchard et autres célébrités médicales, contre ce vain fantôme, *l'alcalinophobie.*

HAUTERIVE. — Hauterive est situé à 6 kilomètres de Vichy. C'est un but de promenade, d'excursion. La source est située dans un parc magnifique.

Cette eau sert uniquement à l'exportation et supporte à merveille le transport à longue distance.

Cela tient non seulement à sa constitution, mais encore à sa température.

C'est une source froide conservant parfaitement le gaz acide carbonique, après la mise en bouteilles ; or, le degré d'intégrité des eaux est dû principalement à la présence en excès de ce gaz, qui tient en dissolution la totalité de leurs principes.

. . . .

Je ne ferai que mentionner les sources Lardy et Larbaud, auxquelles sont annexées des établissements de bains et d'hydrothérapie.

Une source intermittente non utilisée existe à Vesse, au delà du pont de Vichy.

INDICATIONS DE LA CURE ALCALINE

Dyspepsies gastro-intestinales, entérite chronique, hyperchlorhydrie. — Lithiase biliaire et coliques hépatiques ; hépatites et splénites chroniques ; cirrhose alcoolique au début. Diabète gras. — Goutte. — Lithiase urique et coliques néphrétiques. — Etat congestif chronique de l'utérus et de ses annexes. — Dermatoses de nature arthritique.

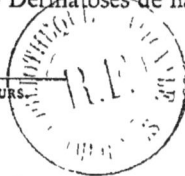

MACON, PROTAT FRÈRES, IMPRIMEURS.

PRINCIPALES PUBLICATIONS

Du docteur GRELLETY

1873. De l'hématurie dite essentielle. In-8 de 70 pages.

1874. Vichy médical. Guide des malades à Vichy. In-12 de 360 pages.

1876. De l'hygiène et du régime des malades. In-18 de 80 pages. — 2ᵉ édition en 1884. — 3ᵉ édition in-12 de 134 pages en 1888.

Du merveilleux au point de vue médical. G. Baillière, in-8 de 86 pages.

1877. Influence de l'abus du tabac sur le tube digestif. (*Médaille*)

1878. Contribution à la thérapeutique de quelques dermatoses de nature arthritique. In-8 de 48 pages. G. Baillière.

Bibliographie de Vichy, suivie d'une notice sur les eaux et le traitement du diabète. In-8 de 70 pages. *Couronné par l'Académie.*

1879. Du climat de Nice et des maladies traitées dans cette ville, particulièrement de la phthisie. In-8 de 20 pages. Typographie Hennuyer.

Des divers traitements de la fièvre typhoïde. *Couronné au concours par la Société médicale de Tours.*

1880. Une cure thermale aux eaux de Vichy pendant le XVIIᵉ siècle. *Revue scientifique*, nᵒ du 27 mars.

Le mariage, ses charmes et ses devoirs. Édition elzévir sur papier de Hollande, in-12 de 150 pages. Imp. Protat. *Médaille d'honneur de la Société d'encouragement au bien.* — 2ᵉ édition en 1891.

Des principales complications du diabète, in-8, Lyon.

Analyse et compte rendu des 17 thèses d'agrégation en médecine soutenues en mars 1880. G. Masson, in-8 de 130 pages.

1881. Notice sur les eaux de Vichy et réfutation de la prétendue cachexie alcaline. In-18 de 74 pages, traduit en plusieurs langues.

Des précautions hygiéniques à prendre contre la fièvre typhoïde. In-8 de 24 pages, publié dans la *Société française d'hygiène.*

Traité élémentaire de la fièvre typhoïde. 1 volume de 420 pages.

1884. Traitement du psoriasis par la traumaticine chrysophanique.

Pour tuer le temps. Livre d'heures... perdues. In-12 de 300 pages.

1885. De la lithiase biliaire et de la pseudo-gravelle hépathique. (J. de méd. de Bordeaux, 27 septembre.)

1886. Vichy et ses eaux minérales, 4ᵉ édition, in-12 de 530 p. A. Delahaye et Lecrosnier.

1887. Des accidents cutanés produits par le bromure de potassium.

De la syphilis conceptionnelle (2 brochures de 20 p. chacune).

1888. Inconvénients du silence imposé dans les pensions pendant les repas. In-18 de 15 p.

1888. De l'influence de la menstruation et des états pathologiques de l'utérus sur les maladies cutanées. In-12 de 35 pages.

1889. Indications de la cure de Vichy. In-18 de 46 pages.

Une série de feuilletons dans le concours médical.

1890. Contributions à l'étude des gros calculs biliaires.

1891. Pour les médecins. — Causeries. In-12 de 800 p.

Guide dans les maladies du foie. In-18 de 120 p.

1892. Direction de la *Revue thermale et balnéaire*, nombreux articles dans le *Concours médical*, le *Journal de Paris*, la *Gazette de gynécologie*, etc.

1893. Hygiène et régime des malades à Vichy. Quatrième édition.

En préparation : Histoire illustrée des communes du Périgord.